AF315156

attute

Te 85/62

T 3556.
M m

NOTICE

SUR QUELQUES

MALADIES DES DENTS

ET DE LA BOUCHE,

Dédiée aux Gens du Monde.

Par HATTUTE,

Chirurgien-Dentiste de l'État-Major général de la 1re Division militaire,

GALERIE VIVIENNE, 13.

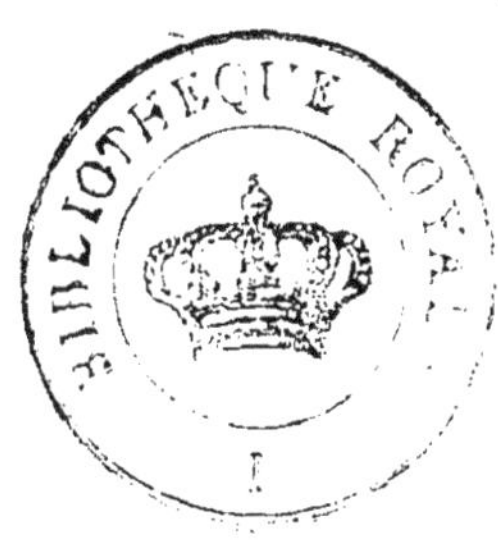

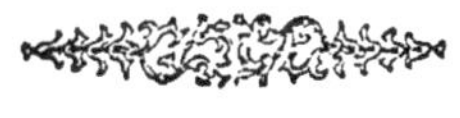

PARIS

IMPRIMERIE DE WITTERSHEIM,

RUE MONTMORENCY, 8.

—

1847.

En mettant au jour cette notice, notre but n'a pas été de faire de la science. Le ton doctoral n'eut point convenu a des conseils adressés aux gens du monde, aux dames surtout. Nous avons surtout voulu répandre dans le public la conviction qu'il est indispensable de faire surveiller sa bouche par des personnes de l'art, et d'y donner des soins, bien entendus, qui peuvent éviter les opérations si redoutées de la chirurgie dentaire.

Il est un préjugé malheureusement trop répandu dans le monde, et que nous combattons de toutes nos forces : on pense généralement qu'on ne va rendre visite au dentiste que pour souffrir, c'est là une grave erreur, et nous osons affirmer que l'on s'épargnerait bien des douleurs, bien des contrariétés, si, plusieurs fois par an, on soumettait sa bouche à l'examen d'un dentiste consciencieux.

Nous avons découvert un moyen à l'aide duquel nous guérisons avec succès la carie des dents lorsqu'elle est même à une période avancée. Nous appuyons notre traitement d'un résultat statistique qui nous est fourni par plusieurs années d'une expérience laborieuse et soutenue. Si nous publions le fruit de nos recherches, c'est moins dans un désir spéculatif que dans celui d'être utile.

1ᵉʳ Octobre 1847.

TABLE.

I. Considérations sur les Dents.................................... 5

II. Maladies des Gencives.. 7

III. Du Tartre.. ibid.

    Dentifrices... 9

IV. De la carie des Dents....................................... 11

    Caries externes, et leur traitement......................... 12

    Caries internes, et leur traitement......................... 23

V. De la première Dentition..................................... 25

VI. De la seconde Dentition..................................... 26

VII. Un mot sur les Dents artificielles........................... 29

    Plombage des Dents....................................... 32

NOTICE

SUR

QUELQUES MALADIES DES DENTS ET DE LA BOUCHE.

I. — CONSIDÉRATIONS GÉNÉRALES SUR LES DENTS.

Les dents sont vouées à subir, dès leur formation, l'influence d'une foule d'agents extérieurs qui militent sans cesse contre leur conservation; cependant, il est peu d'organes qui, comme elles, ont la double attribution de venir en aide à la beauté et à plusieurs fonctions physiologiques importantes.

Dans tous les temps, on a attaché un grand prix à de belles dents; ce sont elles qui contribuent le plus puissamment à donner à la physionomie la grâce et l'expression. Aussi, les romanciers et les poètes se sont-ils accordés à célébrer des lèvres de corail et des dents de perle et de nacre. J.-J. Rousseau a dit, avec juste raison : il n'est pas de *vilaine femme avec de jolies dents*; si l'on voulait compléter la pensée du philosophe, il faudrait ajouter : *qu'il n'est pas de jolies femmes avec de vilaines dents.*

Il est certain que la perte prématurée des dents prive les femmes de leur plus belle parure.

Les dents sont-elles altérées par des caries, ou recouvertes par un enduit abondant secrété dans diverses parties de la bouche, *par le tartre*, cela suffit pour changer complètement le caractère de la physionomie. Ovide peignait l'envie avec des dents couvertes de rouille.

Sous le rapport physiologique, les dents influent sur des fonctions très-importantes, en tête desquelles il faut signaler la digestion. Les matériaux alimentaires, avant d'être mis en contact avec les agents nombreux qui, dans toute l'étendue du conduit digestif, les transforment en substances nutritives, doivent éprouver tout d'abord une modification indispensable; il faut qu'ils soient convenablement divisés, triturés, pour que les fluides de l'estomac et des intestins puissent les dissoudre avec la plus grande facilité. Il est certains animaux, la plupart des oiseaux, par exemple, qui sont doués d'un estomac musculeux, aussi, cet organe est-il capable de remplir le rôle d'un agent de mastication des plus puissants ; chez ces animaux, le système dentaire est très-peu développé, chez quelques-uns même il est à l'état rudimentaire. L'estomac de l'homme, au contraire, est presque entièrement membraneux, le système musculaire y est à l'état de vestiges seulement, et il est empreint d'une délicatesse si grande, que les substances alimentaires ne peuvent se présenter à lui qu'avec certaines conditions voulues, qui sont remplies presque exclusivement par les dents.

» *Dentium curam habeto, est bene digeras et diû vivas* », a dit Baglivi, » Prenez soin de vos dents, afin de bien digérer et de vivre longs-temps. »

La plupart des personnes qui ont perdu leurs dents, même en partie, sont affectées de maux d'estomac, d'envies de vomir, qui se manifestent principalement après les repas, et, outre les douleurs atroces qu'elles éprouvent pendant le travail de la digestion, leur santé s'altère visiblement, leur maigreur augmente chaque jour, elles ne peuvent se nourrir que d'aliments faciles à mâcher, d'aliments végétaux qui sont tout-à-fait impropres à la nutrition. Remarquons ici l'influence des affections gastriques et intestinales sur le moral : l'humeur change, le caractère s'altère visiblement, la vie devient à charge.

Nous avons eu souvent l'occasion de voir des personnes que l'art des meilleur médecins n'avait pu soulager, et dont les maux ont disparu par l'application des dents artificielles.

Les dents sont encore des organes très-importants dans la production de la parole; l'articulation de certaines consonnes, comme tout le monde le sait, ne peut se produire sans le secours des dents. Une belle prononciation est une nécessité à notre époque, elle est indispensable aux avocats, aux députés, aux professeurs, aux artistes dramatiques; chez les jeunes personnes, c'est un charme de plus.

Nous aurions encore bien des choses à dire sur les dents, considérées au point de vue physiologique, mais ici, nous devons nous contenter d'énumérer leurs fonctions, sans entrer dans des détails que des gens du monde ne nous pardonneraient pas.

Pour terminer, nous dirons que ce n'est pas un objet de luxe que d'avoir de belles dents, pour les jeunes personnes c'est aussi une question d'avenir, que les mères y réfléchissent bien; en négligeant de faire donner à la bouche de leurs enfants des soins suffisants, elles sont véritablement coupables de lèse-nature, et se préparent des regrets éternels.

II. — MALADIES DES GENCIVES.

Ces organes peuvent être affectés de maladies plus ou moins graves, qui toutes exigent les soins d'un dentiste, je vais me contenter de les énumérer :

Les unes sont inflammatoires, telles sont celles produites par la pousse des dents de la première et seconde dentition, celles qui proviennent de la suppression de transpiration, d'hémorragies habituelles, de douleurs prolongées causées par la présence de dents profondément cariées, ou par les racines altérées; d'autres sont le résultat de maladies constitutionnelles : le scorbut, les affections syphilitiques, mercurielles, etc. ; enfin, il en est qui consistent dans des altérations de tissus, telles sont les tumeurs fongueuses et les ulcérations.

III. — DU TARTRE.

Le tartre est une secrétion calcaire qui se dépose autour des dents, qui les recouvre même quelquefois presque entièrement, il est primitivement mou et peut acquérir, avec le temps, la consistance de la pierre (1).

____

(1) M. Serre pensait qu'il était secrété par de petits follicules situés dans l'épaisseur

De nouvelles couches venant tous les jours s'ajouter aux premières, le tartre pénètre bientôt entre le bord libre des gencives, les repousse et s'amasse même entre le bord olvéolaire et la racine de la dent, arrivé à ce point, il déchausse les dents, les ébranle et produit leur chûte prématurée, c'est ainsi que beaucoup de personnes perdent des dents très-saines; mais là ne se bornent pas les conséquences funestes du tartre, sa présence irrite fortement les gencives, avec lesquelles il se trouve en contact, ces organes s'enflamment bientôt, s'ulcèrent au pourtour du collet des dents, suppurent, et il est à craindre que si on ne s'empresse de le faire enlever, la maladie des gencives ne devienne sérieuse.

Il est très-curieux de remarquer avec quelle rapidité le tartre se forme, et la quantité énorme qu'on en rencontre dans les bouches mal entretenues, on l'a vu recouvrir toutes les dents et les réunir de manière à en former une masse homogène. Je possède sur ce sujet plusieurs pièces d'anatomie pathologiques très-curieuses. Fournier, dans le grand *Dictionnaire des Sciences médicales*, rapporte l'observation d'une jeune fille, qui, après un long séjour dans une prison, pendant la révolution, et n'ayant pu donner à ses dents les soins convenables, en sortit les dents couvertes d'une couche si épaisse de tartre, qu'il était impossible de distinguer la forme d'une seule d'entre elles. On voit qu'il est de la plus grande

---

de la muqueuse buccale. Nous examinerons, dans un autre ouvrage, la valeur de cette assertion.

M. Mandl, dans ces derniers temps, examina le tartre au microscope, il vit que, pris au moment où il se déposait sur les dents, il contenait une foule d'infusoirs dont la grandeur variait depuis un 500ᵉ de millimètre, jusqu'à celle de plusieurs centièmes de millimètre ; ces animalcules exécutaient des mouvements très-variés ; leur forme, suivant M. Mandl, identique à celle des infusoirs que les auteurs décrivent sous le nom de vibrion, a beaucoup d'analogie avec celles des vibrions baguettes. ce qu'il y a de plus curieux, c'est que ces vibrions existent en très-grande quantité chez les malades mis à la diète depuis plusieurs jours, et constituent la plus grande partie des enduits muqueux de la langue, chez les personnes dont la digestion est troublée; quant au tartre ramassé depuis longtemps sur les dents, M. Mandl a vu distinctement qu'il était composé de ces vibrions, ou plutôt d'une espèce de carapace calcaire provenant de leur dépouille. Cette observation très-curieuse tendrait à faire supposer que le tartre est exclusivement formé par le mucus secrété, par les follicules de la langue et des diverses parties de la bouche, mais il ne faut pas en conclure pour cela que la salive n'y contribue pas aussi.

nécessité de faire enlever le tartre le plus souvent possible. On a généralement grand peur de cette opération qui, cependant, n'est pas douloureuse, et qui pourrait éviter bien des maux et des inconvénients aux personnes qui voudraient s'y soumettre une ou deux fois tous les ans. Du reste, on peut l'éviter en donnant à sa bouche les soins journaliers qu'elle nécessite.

Ici nous devons mettre nos lecteurs en garde contre un préjugé qui règne dans le monde. On pense généralement que pour avoir les dents propres, il faut qu'elles soient très-blanches; dans cette opinion, on a grand soin de se servir de dentifrices ou de substances que l'on annonce comme donnant aux dents une blancheur éclatante. Cependant, il n'est pas dans la nature de voir des dents entièrement blanches, ces organes ont toujours une teinte légèrement jaunâtre, qui est l'indice d'une bonne santé et d'une constitution robuste.

Qu'on ne se laisse donc pas prendre à l'attrait de ces eaux merveilleuses qui blanchissent en quelques minutes les dents les plus noires; eaux merveilleuses dont les noms plus ou moins grecs ornent des affiches gigantesques, qui couvrent tous les murs de la capitale et remplissent la dernière page des journaux. Ces mixtions n'agissent, le plus souvent, qu'en vertu d'un acide puissant qu'elles contiennent : elles attaquent profondément la substance de l'émail, pénètrent dans l'ivoire en y déterminant des caries qui amènent promptement la perte des dents.

J'ai composé des dentifrices qui remplissent toutes les indications et ne peuvent avoir aucun inconvénient dans leur emploi.

ÉLIXIR.

Composé d'astringents et d'anti-scorbutiques, il diminue par conséquent la sécrétion des gencives, qu'il fortifie d'une manière très-marquée, et fait disparaître l'odeur causée par leur suppuration ou la carie des dents; comme il contient des calmants, il fait presque toujours cesser les douleurs dentaires.

Légèrement alcalin, il neutralise le principe acide, regardé comme la cause presque générale des caries des dents; il convient donc spécialement aux dames enceintes. Tout le monde sait, en effet, que pendant la grossesse, les gaz acides qui s'échappent de l'estomac et les vomissements occasionnent presque toujours la perte de quelques dents. Cet élixir doit être employé dans ce cas matin et soir, à la dose d'une petite cuillerée à café dans un verre d'eau.

Manière de s'en servir.

AGACEMENT DES DENTS, SENSIBILITÉ DES DENTS, FLUXIONS, MAUVAISE ODEUR (quelle qu'en soit la cause), PENDANT LA GROSSESSE,	Une petite cuillerée à café dans un verre d'eau ; s'en rincer la bouche.
SUPPURATION DES GENCIVES,	Les éponger avec du coton imbibé d'élixir pur.
CARIE DES DENTS, RAGE DE DENTS,	Placer dans la dent cariée du coton imbibé d'élixir pur.

NOTA. Il faut avoir soin de bien boucher le flacon.

OPIAT ANTI-ACIDE [1].

Il est fortifiant, peut être employé tous les jours par les personnes qui ont les dents jaunes ; celles qui les ont blanches peuvent ne s'en servir que tous les deux ou trois jours, avec une brosse très-douce ; lorsque les gencives sécrètent beaucoup de tartre, il convient de tremper préalablement la brosse dans l'eau animée avec de l'élixir.

POUDRE ALCALINE.

Elle est fortifiante et aromatique ; parfaitement pulvérisée elle convient aux personnes qui ont les dents très-délicates.

NOTA. Ces dentifrices sont indispensables pour les soins journaliers que l'on doit donner à la bouche ; ils fortifient la gencive, blanchissent les dents d'une manière très-remarquable, et donnent à l'haleine une fraîcheur et un parfum des plus agréables.

---

[1] Il faut avoir soin de fermer la boîte afin qu'il ne se dessèche pas à l'air. Si on négligeait cette précaution, on pourrait rendre à l'opiat sa consistance première en y ajoutant quelques gouttes d'élixir.

MAGNÉSIE CALCINÉE.

Nous conseillons aussi la Poudre de Magnésie calcinée aux personnes qui ont la salive acide. Pour que cette poudre soit efficace, il faut qu'elle soit bien pure, qu'elle n'ait jamais été exposée à l'air; elle doit être employée avec certaines précautions que nous indiquons sur l'étiquette de chacun de nos flacons.

IV. — DE LA CARIE DES DENTS.

Parmi les maladies dont le système dentaire est le siége, il en est peu qui aient fourni plus de matière à la controverse que la carie des dents. Est-elle une véritable mortification ou gangrène de l'os, suivant quelques auteurs, ou bien est-elle due à la présence de vibrions entre les dents, ou enfin est-elle le résultat d'actions chimiques exercées sur les dents par des acides appliqués immédiatement sur elles ou développés dans la bouche par la décompositions de certaines substances alimentaires, ou enfin contenus dans les humeurs buccales?

Cette dernière opinion nous a parue la plus vraisemblable, des objections sérieuses y ont été faites, mais nous croyons les avoir combattues victorieusement dans une brochure, intitulée : *Considérations pratiques sur la carie des dents* (1). Nous divisons les caries en deux ordres principaux : caries externes, caries internes.

Avant de traiter séparément de chacune de ces espèces de carie, nous devons dire que parmi les causes prédisposantes générales qui peuvent les produire, les plus importantes à signaler sont celles qui proviennent de certaines constitutions des individus.

Supposons qu'un enfant naisse de parents forts et robustes, tout porte à croire qu'il jouira d'une constitution analogue; tous ses organes étant dans une harmonie parfaite, il devra jouir de la meilleure santé et atteindre un âge très-avancé. Supposons, au contraire, qu'il se trouve dans des conditions opposées, il sera languissant, chétif, souvent malade, et devra mourir très-jeune; à moins

---

(1) Cette brochure a été publiée en collaboration avec mon fils; elle est en vente à la librairie de Victor Masson, 1, place de l'École-de-Médecine.

que, par des soins hygiéniques bien entendus, par une alimentation, et souvent même par une médication spéciale, on ne parvienne à modifier sa constitution.

Eh bien, les dents sont soumises aux mêmes influences, elles sont généralement bonnes chez les individus robustes, parce que chez eux la nature fournit facilement tous les matériaux nécessaires à leur ossification, l'ivoire est dur, serré, l'émail recouvre également toutes les parties de la couronne, il est épais, et résiste facilement aux causes de destruction, moins nombreuses d'ailleurs chez ces êtres privilégiés. Si, au contraire, l'individu est languissant, chétif, etc., ses dents sont molles, leur ivoire est très-poreux, l'émail est mou, mince, inégal, il manque même sur beaucoup de points ; on conçoit facilement que des dents, qui réunissent tant de causes de destruction, devraient se perdre de bonheur, si, par une grande surveillance et des soins bien entendus, un dentiste habile, ne pouvait corriger à son gré les défauts d'une nature vicieuse et faire disparaître les causes qui militent sans cesse contre leur conservation. Ce que j'avance ici pourrait paraître exagéré, mais j'espère le prouver lorsque j'arriverai au traitement préservatif des caries.

CARIES EXTERNES.

Le calorique doit être rangé au nombre des causes capables de produire la carie externe; il ne paraît surtout agir que dans des transitions brusques de température. Le froid produit le même résultat; je n'exposerai pas ici le mécanisme par lequel ces agents produisent la carie, je l'ai décrit avec étendue dans ma brochure sur la carie des dents.

Les dents du devant de la bouche sont celles qui sont le plus exposées au contact des liquides chauds ou froids, particulièrement celles de la mâchoire supérieure; les inférieures s'en trouvent garanties par l'action combinée des joues, des lèvres, de la langue, qui les recouvrent presque complètement pendant la préhension des boissons. Le plus souvent la carie externe paraît être spécialement produite, par différents acides avec lesquels le tissu dentaire peut être en rapport.

Les parcelles alimentaires peuvent s'amasser en assez grande quantité dans les interstices des dents, surtout dans les vides que laissent entre elles les couronnes des molaires. Ces matières ne tardent point à s'y décomposer en partie, et, par suite, à donner naissance à des produits acides, qui agissent principalement sur le carbonate de chaux que l'émail contient en assez forte proportion. On conçoit facilement que la texture de l'émail s'altère profondément, et que peu à peu les agents de décomposition, par leur action continue, mettent enfin à nu l'ivoire sur lequel ils ont beaucoup plus de prise.

Outre les acides qui se développent ainsi par la décomposition plus ou moins rapide des substances alimentaires, il en est un certain nombre qui sont introduits à l'état libre dans les voies digestives. Tels sont ceux que l'on employe, soit en qualité de boissons, soit comme médicaments, ou enfin mélangés avec les aliments.

L'acidité de la salive est la source la plus fréquente de la carie des dents ; une foule de circonstances la produisent, et elle coïncide souvent avec des maladies du tube digestif : l'inflammation de la muqueuse buccale, la gastrite chronique, l'entérite chronique, la fièvre tiphoïde et, en général, toutes les affections inflammatoires lorsqu'elles sont arrivées à un degré où elles portent le trouble dans les fonctions de la digestion.

Cependant, il est certains individus chez lesquels la salive est ordinairement acide, normalement, sans que leur santé soit altérée. Nous avons un grand nombre de fois constaté l'acidité de la salive, sans trouble aucun du côté des voies digestives.

La grossesse paraît aussi favoriser l'existence de cet état ; aussi n'est-il pas rare de voir certaines femmes qui, à chacune de leurs couches, perdent plusieurs dents. Pendant la grossesse, il survient souvent des vomissements acides qui participent, d'ailleurs, à la production de l'altération dont les dents peuvent être le siége...

Quelques circonstances accidentelles, peuvent favoriser l'action des acides sur les dents ; par exemple, on se servait autrefois, pour fixer les dents artificielles de cordonnets de soie. Ces cordonnets s'imprégnaient de salive, se recouvraient de particules alimentaires, et bientôt se corrompaient ; ils devenaient alors, pour la dent, une cause de carie. Cela est si vrai, que les limites de la carie provenant de cette cause étaient tracées par le fil lui-même.

Nous croyons avoir réussi à rendre ce fait impossible par les perfectionnements que nous avons su apporter à la prothèse dentaire ;

cependant nous le disons à regret, il est maintenant une classe de dentistes qui employent, dans la confection des pièces artificielles, des substances nuisibles et qui carient les dents sur lesquelles elles s'attachent. Les fameuses dents osanores ne sont autre chose que des morceaux d'hippopotame, ou mieux encore d'ivoire. Elles ont été *réinventées* dans ces dernières années, par un étranger, ainsi que nous l'apprennent les réclames poétiques de la *Presse* et de la *Sylphide*. Du reste, la *réinvention* de ces osanores a été disputée vivement par plusieurs antagonistes, que les tribunaux ont mis d'accord en déclarant que la nouvelle découverte était connue depuis un temps immémorial.

Il n'entre pas dans notre but de décrire ici la marche et les caractères pathologiques de la carie externe; nous renvoyons pour ce sujet à notre brochure citée plus haut (*Cons. prat.*, p. 18 et suiv.). Disons cependant que nous avons reconnu que souvent la carie débutait par l'ivoire, et que, dans ces cas, il existait à l'émail des vices d'organisation sur lesquels nous avons d'autant plus insisté, qu'avant nous on ne les avait pas décrits.

La carie externe présente, au point de vue du pronostic, deux caractères bien tranchés, nous l'avons divisée en carie *dure* ou *stationnaire*, et en carie *molle* ou *progressive*. Cette division nous a parue importante, parce qu'elle donne une idée exacte des différents aspects de la carie et qu'elle nous permet de bien préciser le traitement.

Traitement préservatif.

Les dents pouvant présenter dans leur organisation des vices de conformation qui les prédisposent à la carie, il est toujours possible de les prévenir en remédiant à temps aux imperfections qui y donnent lieu; les services qu'un dentiste instruit peut rendre dans ce cas sont immenses et peuvent à eux seuls produire de plus grands bienfaits que tous les traitements curatifs les mieux dirigés.

Nous croyons donc de notre devoir de prévenir les gens du monde, qu'ils pourraient toujours se soustraire aux caries des dents, s'ils avaient soin de faire souvent visiter leur bouche parce qu'alors le dentiste n'aurait à traiter que des altérations superficielles qu'il pourrait toujours arrêter efficacement. (Voir plus bas le traitement de la première et de la deuxième période de la carie.)

Ainsi que nous l'avons dit plus haut, les parcelles alimentaires amassées dans les interstices des dents, s'y décomposent en produisant divers acides qui altèrent la composition chimique de ces organes; on devra donc se mettre à l'abri de l'influence fâcheuse de cette cause, 1° par l'usage de cure-dents à la suite des repas, ces cure-dents doivent être flexibles, soit en plume, soit en bois; 2° par l'usage des dentifrices dont nous avons parlé précédemment.

Selons nous, il est prudent de ne pas employer en trop grande quantité les boissons ou les aliments acides, nous nous adressons surtout aux jeunes personnes, qui souvent aiment les fruits verts, le jus du citron, etc.; enfin, nous conseillons dans les cas d'acidité de la salive ou simplement comme précaution hygiénique, l'emploi sous forme de dentifrice de la magnésie calcinée, ce moyen nous semble surtout indiqué chez les femmes dont les digestions sont pénibles, qui sont affectées d'une maladie chronique de l'estomac, des viscères abdominaux, ou qui sont enceintes.

Traitement curatif.

Sous le rapport du traitement, il est important d'envisager à la carie externe trois périodes distinctes. Dans la première, l'émail seul est malade; dans la seconde, l'altération a son siége à la fois dans l'émail et l'ivoire, mais n'est pas accompagnée des douleurs caractéristiques; dans la troisième, l'émail et l'ivoire sont profondément désorganisés, la pulpe est enflammée, des douleurs violentes accompagnent l'altération moléculaire des dents.

Première période. — Lorsque l'émail est légèrement attaqué, on se borne à enlever avec la lime la partie malade; ce moyen ne doit être employé qu'avec de grands ménagements, surtout pour les dents antérieures; et lorsque la carie a son siége sur leurs bords latéraux, nous employons dans ces cas des limes extrêmement fines et qui ne coupent que sur une de leurs faces. Nous parvenons ainsi à ménager la dent voisine, et à ne faire que des séparations imperceptibles et incapables de changer la forme des dents malades, ce qui, selon nous, est le point important.

Deuxième période. Lorsque la carie présente une cavité assez bien limitée pour qu'on puisse l'obturer avec succès, on doit pratiquer cette opération. Lorsqu'elle est située sur une des faces qui se regardent, et qu'il est possible de l'enlever complétement avec la lime, on peut employer cet instrument avec sécurité.

Mais lorsque la carie occupe les bords latéraux des dents antérieures, la lime n'est plus applicable, ou du moins elle n'est utile que dans le premier temps de l'opération.

Nous allons énumérer successivement les inconvénients qui résultent de l'emploi de cet instrument au cas particulier dont nous parlons.

1° Il est très-difficile de n'enlever avec la lime que la partie altérée, on est toujours forcé de détruire aussi une certaine quantité de substance saine.

2° Par suite de la perte de substance qu'elles subissent, les dents s'affaiblissent considérablement, et perdent leurs formes gracieuses.

3° Les séparations faites à la lime donnent passage à la salive, simulent quelquefois la perte de plusieurs dents et nuisent à la prononciation.

De tout temps, on a compris les défauts de la lime, et on a cherché à y remédier.

On conseille généralement de limer les dents beaucoup plus aux dépens de leur face postérieure que de l'antérieure ; dans ce but, on a inventé des limes courbes sur leur plat, et taillées sur leur face concave. Outre que le maniement de ces limes est très-incommode, on se trouve exposé, par leur emploi, à user presque totalement le talon de la dent sur laquelle on opère ; enfin, on ne peut éviter d'enlever une grande partie de ses bords latéraux.

On recommande encore comme une règle essentielle, quand on lime une dent sur ses parties latérales, d'en laisser une portion intacte près des gencives, de telle façon que, prenant un point d'appui sur ses voisines, il lui soit impossible de s'en rapprocher.

Selon nous, la première chose à faire, après avoir séparé deux dents, serait de favoriser leur rapprochement mutuel, de telle sorte que l'espace existant entre elles, se partageant également entre les voisines, devînt moins apparent. Des auteurs modernes ayant préconisé des procédés anciens et qui nous paraissent vicieux, nous croyons de notre devoir de les réfuter.

Ainsi, nous lisons dans le *Traité théorique et pratique de l'Art du Dentiste*, par M. L... : « Quand il s'agit d'enlever une portion cariée d'une dent, si la douleur ne s'y oppose pas, il vaut mieux enlever plus que moins, c'est-à-dire que, si la carie n'a pas détruit le tiers ou la moitié de la dent, il faut l'user jusqu'à l'entier effacement de la carie, de telle sorte que l'extrémité de la sonde n'y trouve plus rien qui l'arrête (1). »

M. D... est du même avis que M. L..., il dit (2) :

« Si la carie est légère, on l'enlèvera complètement ; quand il n'y a pas de douleur, il faut limer plutôt plus que moins. Expliquons-nous : quand la carie n'a pas détruit le quart, par exemple, de la dent, il faut limer parallèlement à sa longueur, jusqu'à ce que la cavité de la carie soit effacée, et que la sonde la trouve unie, en n'oubliant pas, toutefois, que la perte doit se faire autant que possible aux dépens de la face interne, afin de ménager celle qui est apparente. »

Les deux auteurs que nous venons de citer se sont accordés à dire ce que l'on ne peut admettre. Enlever le tiers ou la moitié d'une dent, c'est énorme ; n'en enlever même que le quart, c'est déjà beaucoup, c'est même trop. Mais enlever plutôt plus que moins, c'est une règle qu'il faut bien se garder de suivre.

Nous voulons donner de ce théorème des preuves irrécusables. Nous avons représenté, fig. 1, le modèle d'une bouche sur laquelle

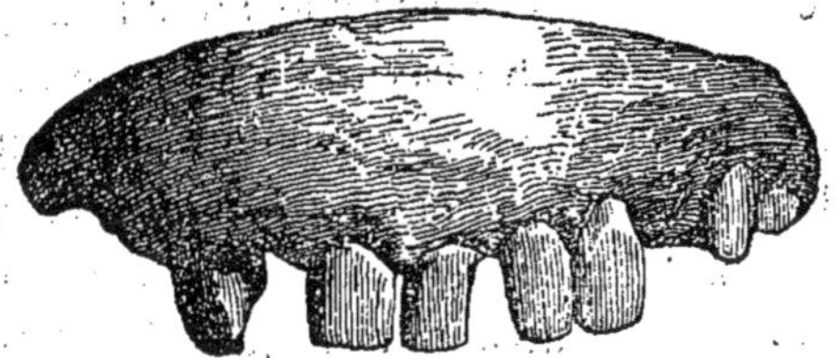

Fig. 1re.

des séparations ont été faites à la lime, par un de nos confrères des plus recommandables d'ailleurs. La grande et la petite incisive du côté gauche ont été limées de telle façon, que la largeur de la première est diminuée d'un tiers ; on peut s'en assurer facilement en la comparant à celle du côté opposé. En outre, un espace considérable existe entre elles ; espace assez grand pour faire croire à la perte d'une dent. Si on examine les mêmes dents du côté de leur

---

(1) T. II, p. 245.
(2) *Nouveaux Eléments de la science et de l'art du Dentiste*, t. II, p. 365.

face interne, fig. 2, on pourra remarquer que leur talon est usé au

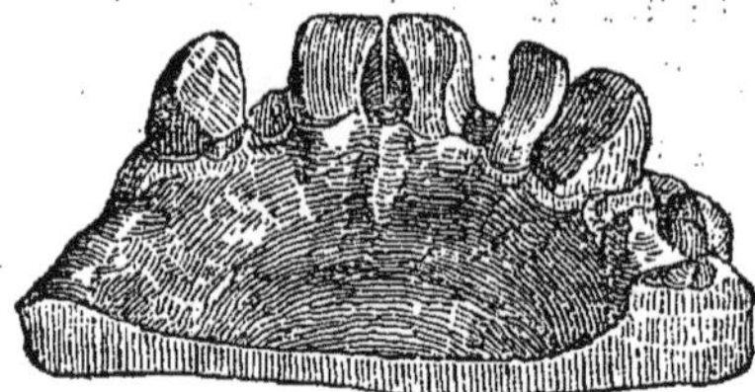

Fig. 2.

moins de moitié. La personne sur laquelle nous avons pris ce modèle vint nous trouver afin de se faire remplacer la petite incisive
du côté droit. L'espace qui sépare les deux incisives du côté gauche
nous parut suffisamment grand pour nous permettre d'y placer une
dent artificielle : cette idée fut mise à exécution, et la difformité fut
en partie dissimulée par ce moyen.

M. D... (1) conseille, *dans les cas où la carie est profonde*, de se
servir d'une lime demi-ronde pour attaquer directement la partie
affectée, et non la dent dans toute sa longueur ; le moyen est encore très-mauvais. En effet, il serait choquant de voir des dents
dont les bords latéraux seraient concaves en un point, et droits
dans le reste de leur étendue, surtout si la même opération avait
été faite sur chacun d'eux. Le même auteur dit plus loin : « Si,
même après avoir effacé cette cavité, il reste de la matière noire à
la dent, et que celle-ci ait assez d'épaisseur pour supporter la perte
nécessaire à l'enlèvement de cette matière, sans qu'on ouvre le
canal dentaire, il faut limer jusqu'à ce que la tache soit effacée. »
Il s'ensuit qu'on pourra ainsi enlever jusqu'au tiers de la largeur
d'une dent, et si l'on a bien soin, comme le recommande plus haut
M. D..., de se servir d'une lime demi-ronde, afin de n'attaquer la
dent qu'en un point de son bord, on arrivera à des résultats on ne
peut plus satisfaisants ! Voyez fig. 3.

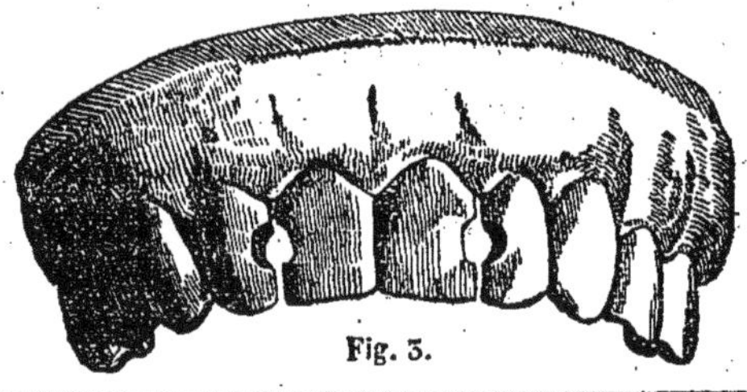

Fig. 3.

(1) Ouvrage cité, t. II, p. 365.

Des considérations qui précèdent ressortent les indications suivantes :

1° Eviter, dans tous les cas, de produire entre les dents des séparations disgracieuses qui peuvent gêner la prononciation et donner passage à la salive.

2° Conserver aux dents leur forme normale en ménageant leur face antérieure.

3° N'enlever que la carie, et non une grande partie de la substance saine des dents.

Pour remplir ces indications, nous avons inventé les instruments suivants, savoir :

1° Les échoppes, fig. 4, 5 et 6.

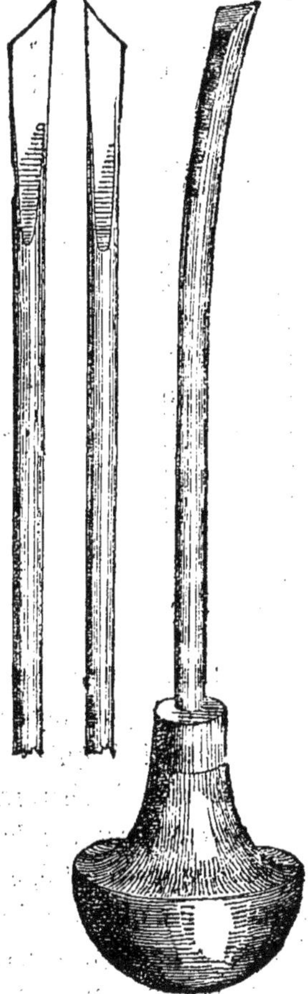

Fig. 4, 5 et 6.

2° Les rugines, fig. 7 ;

3° Les équarissoirs, fig. 7, n°° 10 et 11 ;

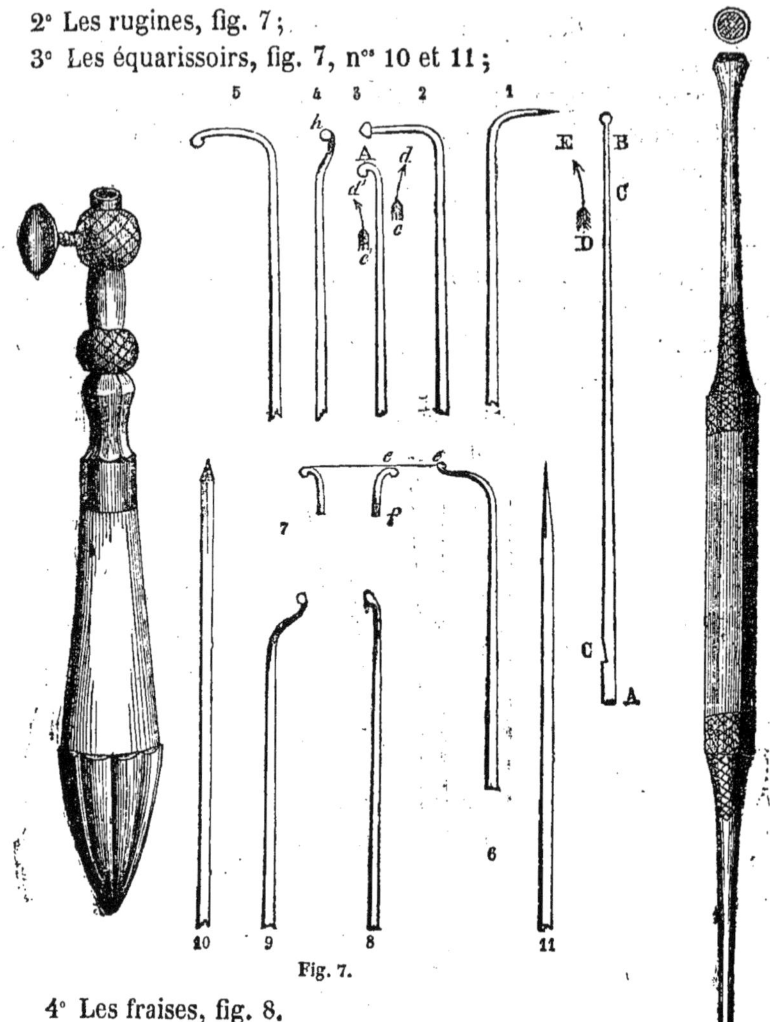

Fig. 7.

Fig. 8.

4° Les fraises, fig. 8.

Nous croyons inutile de donner une description dé-
taillée de ces instruments, et de notre procédé opéra-
toire, cet opuscule n'étant destiné qu'aux gens du
monde, nous renvoyons ceux qui désireraient plus d'éclaircisse-
ments, à notre brochure (*Cons. prat. sur la Carie des dents*), dans
laquelle nous n'avons rien négligé à cet égard.

Au moyen de ces instruments, qui occasionnent beaucoup moins
d'agacement que les limes, on parvient à arrêter les caries latérales
des dents du devant de la bouche, en conservant leur face anté-

rieure. Si on veut jeter les yeux sur les figures 9 et 10, on verra,
fig. 9, que les deux petites incisives étaient profondément cariées.
Celle de droite surtout présentait une carie qui avait envahi une
grande partie de sa face postérieure. Il est facile de comprendre que,
dans un cas pareil, si l'on avait employé la lime, la moitié de la dent
aurait été enlevée, et au moins les deux tiers, si on avait suivi le
conseil que donnent quelques auteurs d'enlever PLUTÔT PLUS QUE
MOINS. Le même modèle est représenté fig. 10, par sa face anté-

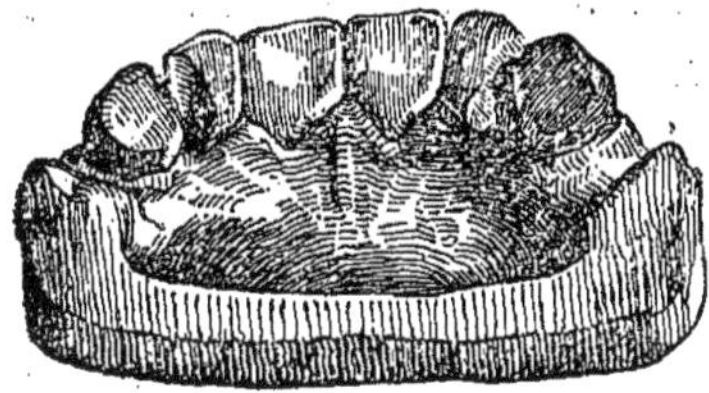

Fig. 9.

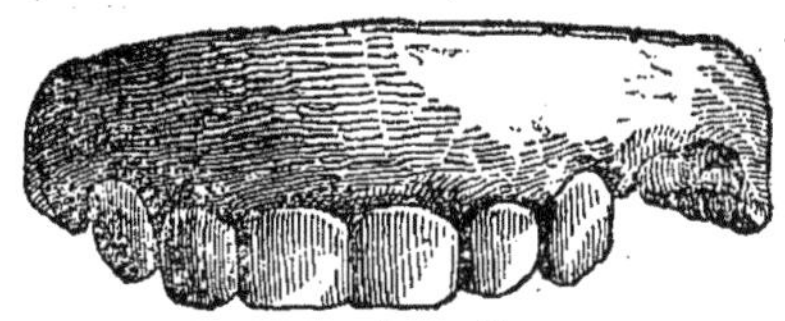

Fig. 10.

rieure ; et l'on peut remarquer que les dents qui ont été ruginées
ne présentent aucune altération de forme capable de faire soupçon-
ner que jamais elles aient été cariées. Nous possédons encore un
grand nombre de modèles du même genre.

Troisième période. Dans cette période, outre les désordres physiques produits par la carie, on doit encore combattre les douleurs
dentaires qui suivent l'inflammation de la pulpe.

Après des recherches consciencieuses, et des essais nombreux,
j'ai découvert un mode de traitement de toutes les caries sans ex-
ception, qui sont arrivées à la troisième période. C'est-à-dire à cette
époque où les douleurs sont tellement intolérables, que les malades
sont forcés de se décider à l'extraction ; opération douloureuse et
cruelle qui prive toujours d'un organe essentiel. Au moyen de ce
traitement, nous parvenons presque toujours, en un ou deux pansements, à faire cesser les douleurs les plus atroces, et, en continuant
le traitement, nous réussissons à arrêter l'altération matérielle de la
dent ; nous terminons toujours la cure par le plombage, opération
indispensable, qui, en empêchant le séjour des aliments dans la
carie, s'oppose à toute récidive.

D'après un relevé consciencieux que nous pouvons faire constater
sur notre livre d'observations, nous pouvons prouver que le
nombre des guérisons que nous avons obtenues dans tous cas ré-
putés incurables, s'est élevé au chiffre de 69 sur 100.

Pour que l'on ne nous accuse pas d'exagération, nous allons donner une statistique exacte de nos succès et même de nos insuccès.

Nous croyons devoir rappeler que nous n'appliquons notre mode de traitement qu'aux dents réputées incurables, par les moyens ordinaires, c'est-à-dire à celles qui seraient condamnées à être extraites par le plus grand nombre de nos confrères. Nos premières expériences datent de juillet 1843, nous fîmes alors des essais sur des dents, qui toutes étaient dans les conditions qui devaient nécessiter l'extraction. Sur dix, inscrites sur notre livre d'observation, six furent guéries, nous dûmes être très-satisfaits d'un pareil résultat ; mais il ne nous suffisait pas que nos malades fussent guéris momentanément, il importait que le temps consacrât nos succès. Nous dûmes, avant que d'étendre nos essais sur un plus grand nombre d'individus, être certains que nos premières guérisons étaient durables, et pour cela nous jugeâmes convenable d'attendre une année. En conséquence nous revîmes en 1844 les six personnes que nous avions guéries, une seule avait éprouvé de nouvelles douleurs. Elle a été soumise à quelques pansements et elle a été guérie en quelques jours. Enhardis par des succès aussi concluants, nous avons repris nos expériences, nous les avons étendues à tous les cas qui se sont présentés. Et enfin, voici quel est le résultat constant, ou à peu près, que nous pouvons obtenir :

Sur 1257 traitements, 882 guérisons ont été obtenues ; parmi celles-ci 18 ont été suivies de récidive.

Sur ce nombre (18), trois personnes n'ayant pu recommencer le traitement faute de temps, nous leur avons fait l'extraction de leurs dents ; les quinze autres ont été guéries de nouveau. Il est bon à noter que parmi elles, plusieurs n'avaient pas suivi le traitement d'une manière régulière, et d'autres avaient exigé que je leur plombasse leurs dents avant leur complète guérison.

Sur les 375 traitements que nous avouons n'avoir été suivis d'aucun succès, il faudrait tenir compte du fait suivant, qui n'est peut-être pas sans *intérêt* : il est un certain nombre de personnes qui, étant à peu près guéries, ne sont pas revenues pour achever le traitement ou faire plomber leurs dents ; pourrait-on en trouver le motif dans une manie qui pousse certaines gens à ne jamais vouloir régler les honoraires de leur médecin? ou à un *oubli*....? Toujours est-il que nous aimons mieux enregistrer des insuccès de notre part que des.... oublis de la part de nos clients. Malgré cela, les guérisons authentiques forment encore un nombre assez considérable.

Ainsi, en résumé, sur 1257 traitements, nous avons obtenu 879 guérisons bien confirmées; on voit que la proportion est de 69 sur 100, ce qui fait environ deux tiers, proportion énorme, puisque nous n'appliquons ce traitement qu'à des cas tout-à-fait désespérés. Le public nous pardonnera si nous ne donnons pas la composition de notre remède, nous sommes arrêtés par la crainte que les gens qui exercent illégalement la profession de dentiste ne s'en emparent, et n'y trouvent un prétexte nouveau au charlatanisme scandaleux dont ils font usage. Lorsque la loi aura fait justice de l'état de choses qui existe actuellement; lorsque l'art que nous professons sera confié à des hommes instruits, et partant consciencieux, nous publierons le fruit de nos recherches, car nous ne craindrons pas de nous en voir dépouiller par certains individus sans aveu et sans pudeur; en attendant, afin que l'on ne nous accuse pas de cupidité, nous annonçons que nous nous faisons un plaisir d'appliquer notre remède, gratuitement, aux indigents qui réclameront nos soins.

CARIE INTERNE.

La carie interne est celle qui succède aux inflammations de la partie vasculaire et nerveuse des dents (la pulpe) ; elle se produit sous l'influence de causes nombreuses, parmi lesquelles on doit citer : les impressions du froid et du chaud sur diverses parties du corps, la suppression de certaines sécrétions, de la sueur principalement ; la cessation d'hémorrhagies habituelles. L'impression du froid et du chaud, directement sur la tête, nous paraît être celle des causes que nous venons d'énumérer qui agit le plus fréquemment. Aussi devra-t-on s'attendre à rencontrer souvent les caries internes, dans des localités où des vents froids règnent pendant une grande partie de l'année, et où les habitants sont exposés, à chaque instant, aux vicissitudes atmosphériques. C'est ce qui arrive dans les ports de mer; on ne peut se rendre compte autrement de la fréquence des caries internes dans ces lieux, ainsi que de la production de maladies inflammatoires analogues, telles que : abcès des sinus maxillaires, abcès des gencives, ophthalmies intenses, etc.

Il est rare que la carie interne attaque une seule dent à la fois, souvent plusieurs en sont le siége. Nous n'entrerons pas dans des détails théoriques sur la production de ce genre de carie, nous renvoyons à cet égard à notre brochure; mais nous devons insister sur quelques particularités de ses symptômes.

Aussitôt qu'il existe une inflammation de la pulpe dentaire, des douleurs violentes se font sentir dans les dents malades; en même temps, les parties environnantes s'enflamment, soit par simple voisinage ou continuité de tissu, soit parce que la cause a agi également sur elles.

Ainsi les douleurs s'accompagnent ordinairement de fluxions et d'abcès, soit dans le tissu des gencives, soit dans l'épaisseur du périoste alvéolo-dentaire. Ces symptômes secondaires cèdent facilement à l'emploi des antiphlogistiques; mais il arrive souvent que les douleurs dentaires persistent. Bientôt les douleurs s'arrêtent complètement; mais, à cette époque seulement, les dents malades présentent des signes d'une altération matérielle bien évidente : l'émail perd sa transparence, change de couleur, et, au bout d'un temps très-court, se perfore et met à découvert une cavité très-large, qui occupe quelquefois toute l'étendue de la couronne. Il est rare que les dents qui présentent ces espèces de caries soient sensibles ; on s'en assure facilement en introduisant dans leur cavité un stylet très-délié.

Tels sont les principaux symptômes de la carie interne ; on voit que ses progrès sont extrêmement rapides. L'altération matérielle ne peut s'apercevoir que lorsqu'elle est déjà à une époque avancée, aussi, recommandons-nous aux gens du monde de s'en remettre aux soins d'un dentiste aussitôt qu'ils ressentent des douleurs dentaires. On peut, en effet, par des soins bien entendus prévenir les caries, qui, sans leurs secours, se produiraient infailliblement.

La carie interne succède dans tous les cas, avons-nous dit, à des inflammations de la pulpe dentaire; on doit donc s'attacher, lorsqu'une dent est le siége de douleurs violentes, et que, du reste, elle ne présente aucune altération qui y dénote l'existence d'une carie externe, à faire avorter l'inflammation dont elle est le siége. Cette inflammation doit être combattue par les antiphlogistiques, et, en particulier, par les dérivatifs; ces moyens sont toujours efficaces lorsqu'on les emploie dès le début des douleurs. Nous recommandons surtout l'usage de bains de pieds très-chauds ou sinapisés; si cela ne suffit pas, on peut faire l'application de quelques sangsues derrière les oreilles.

Lorsque la carie interne est très-avancée, et qu'elle est arrivée à l'époque où il existe une altération matérielle profonde, on possède peu de ressources pour en triompher. Cependant, nous devons dire qu'au moyen du traitement que nous employons pour obtenir la guérison des caries externes au troisième degré, nous avons, dans un grand nombre de cas, obtenu la guérison de caries internes.

V. — PREMIÈRE DENTITION.

A l'époque de la première dentition, l'enfant réclame de sa mère toute sa sollicitude, du médecin et du dentiste des soins et une surveillance active.

Le nouveau-né se trouve placé alors dans un moment critique, pendant la durée duquel sa vie se trouve quelquefois gravement compromise. Lorsque les dents éprouvent de la difficulté à sortir des alvéoles, les fonctions les plus importantes de l'économie reçoivent des atteintes sérieuses. Il en résulte une fièvre intense accompagnée d'agitation ou de somnolence, des coliques, de la diarrhée, des vomissements, et des troubles du système nerveux qui se traduisent par des convulsions qui constituent le caractère essentiel de la maladie. Tels sont en quelques mots les symptômes généraux qui accompagnent les dentitions difficiles.

Quant aux symptômes locaux, voici ce que l'on observe : les gencives se tuméfient, sont tendues, sèches, d'un rouge violacé, très-douloureuses à la pression ; quelquefois il survient des aphtes dans diverses parties de la bouche ; enfin, dans quelques cas, rares à la vérité, nous avons vu les gencives saignantes au toucher. Cet état local est accompagné de douleurs violentes, qui, dans le plus grand nombre des cas, selon nous, sont l'unique cause des convulsions des nouveaux-nés.

Pour favoriser la sortie des dents de la première dentition, et prévenir les accidents dont nous venons de parler, on ne devra point sevrer les enfants avant la sortie des incisives du haut et du bas ; dans certains cas même, on devra retarder cette époque jusqu'à ce que les premières molaires soient percées. En outre, nous croyons essentiel de proscrire l'usage de hochets fabriqués avec des corps durs, tels que le corail, l'ivoire, la nacre, etc., qui peuvent blesser les gencives ou les enflammer ; nous recommandons, au contraire, de donner à mâcher aux enfants des corps tels que la racine de guimauve, qui peuvent s'amollir un peu dans la bouche.

Lorsque les gencives sont enflammées et douloureuses, il est convenable de les humecter avec des liquides mucilagineux, l'eau gommée, par exemple. Enfin, lorsqu'elles sont rouges, tendues, très-sensibles, et qu'il existe des symptômes généraux graves, il est de toute nécessité de consulter le dentiste, qui doit, s'il le juge convenable, inciser légèrement les gencives ; ce moyen, bien innocent, d'ailleurs, est toujours suivi de succès, et fait cesser comme par enchantement les convulsions les plus violentes.

Les dents de la première dentition sont au nombre de 20, qui toutes doivent tomber de 5 à 12 ou 15 ans ; elles sortent dans l'ordre suivant :

Du 6e au 8e mois, incisives médianes supérieures et inférieures ;

Du 8e au 12e mois : incisives latérales inférieures et supérieures ;

Du 12e au 14e mois : premières molaires et les canines ;

Du 14e au 30e mois : deuxièmes molaires.

VI. — SECONDE DENTITION.

A partir de l'âge de cinq à six ans, les dents de lait commencent à tomber pour être remplacées par celles de seconde dentition. La chute des premières se fait dans le même ordre que leur apparition. A cette époque, il se fait dans les mâchoires un mouvement d'accroissement qui a lieu surtout en largeur, et qui est en rapport avec les dimensions que doivent avoir les dents permanentes.

Voici dans quel ordre se fait l'éruption de ces dents :

De 6 à 8 ans : incisives inférieures et supérieures ;

De 10 à 11 ans ; premières petites molaires et canines, secondes petites molaires;

De 11 à 14 ans : premières et secondes grosses molaires.

De 18 à 25 ans : troisièmes molaires (dents de sagesse).

S'il est une chose qui doit surtout préoccuper les parents, désireux de doter leurs enfants d'une belle et bonne dentition, c'est surtout la direction à donner aux dents des enfants, dès le moment où commence la pousse des dents secondaires.

Le cadre étroit de cet opuscule ne me permet pas d'exposer la méthode que j'employe pour diriger la seconde dentition et la redresser, lorsque son arrangement définitif est vicieux, mon unique but est de prévenir les parents, appréciateurs des avantages physiques qu'offre une denture bien rangée, qu'il leur est toujours possible d'obtenir pour leurs enfants cet heureux résultat en les confiant, dès l'âge de six ans, aux soins d'un dentiste éclairé qui peut toujours obtenir une dentition régulière, sans pour cela les soumettre à des opérations douloureuses.

Je dois également dire, pour ceux qui auraient négligé de recourir en temps convenable aux soins d'un dentiste, que l'on peut également, et par des moyens d'ailleurs peu douloureux, remédier à des dentitions même très-irrégulières.

Les modèles qui suivent, pris sur les bouches de jeunes sujets, prouveront que l'ont peut obtenir des résultats inespérés, il ne faut pour cela que du temps et de la persévérence : la fig. 11 représente

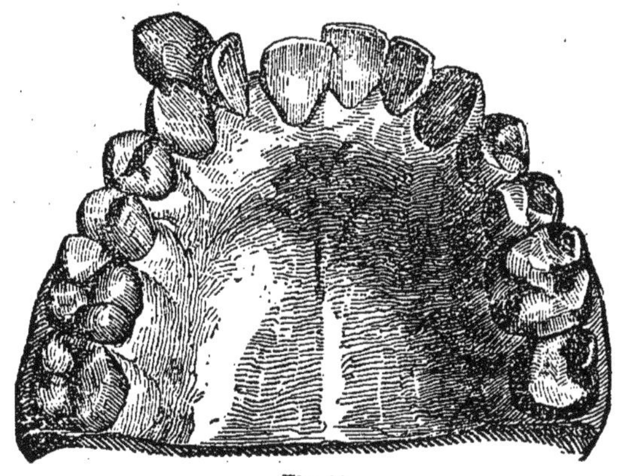

Fig. 11.

la dentition d'un jeune homme de 22 ans, la canine de la machôire supérieure s'était placée en avant, parce qu'on avait laissé subsister en dessous une canine de lait, la grande et la petite incisive du même côté présentaient aussi des irrégularités assez choquantes, produites par la même cause ; la fig. 12 représente la même

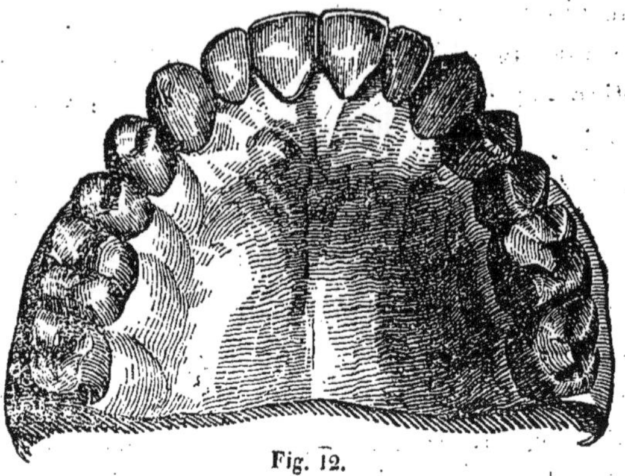

Fig. 12.

dentition après le redressement des dents ; on voit que malgré l'âge avancé du sujet, ce qui augmente les difficultés, l'opération fut couronnée d'un plein succès ; la fig. 13 présente deux petites inci-

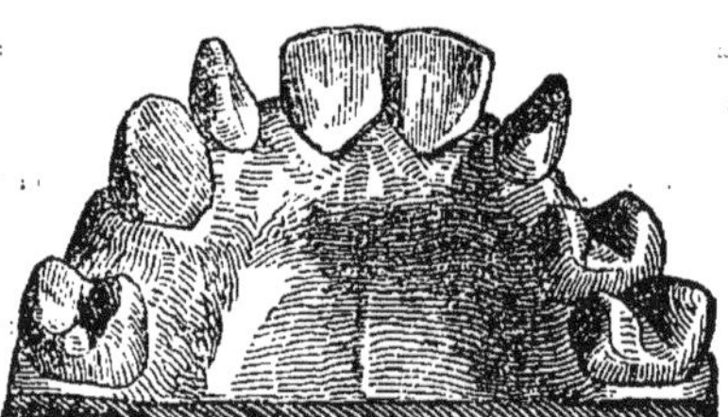

Fig. 13.

sives tournées sur leur axe et présentant leur bord interne en avant. Cette déviation est sans contredit une de celles qui offrent le plus de difficultés, mais j'ai trouvé moyen de la réduire toujours, et en peu de temps. (Voir fig. (4.

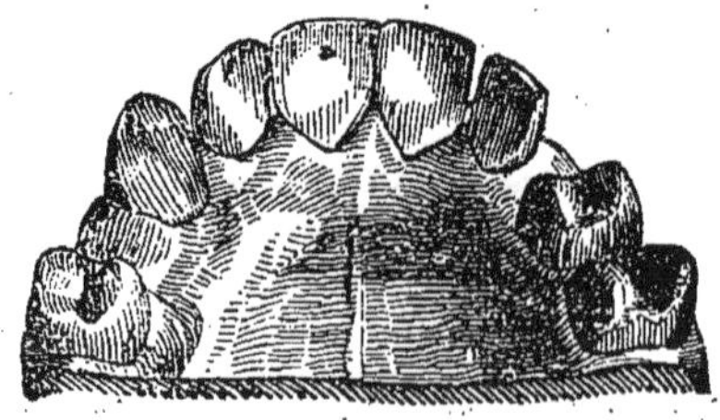

Fig. 14.

Je pourrais donner une foule de modèles de bouches difformes que j'ai redressées ; mais je publierai bientôt un ouvrage spécial sur cette matière, et je ferai connaître les moyens variés que j'emploie, suivant les différents cas qui se sont présentés dans ma pratique.

VII. — UN MOT SUR LES DENTS ARTIFICIELLES.

Perfectionnements qui ont été l'objet de deux mentions honorables et d'une médaille.

L'invention des dents minérales date de 1770 environ. L'inventeur prit un brevet, à l'expiration duquel plusieurs dentistes essayèrent de perfectionner ce nouveau genre d'industrie.

Depuis, beaucoup d'autres ont imité cet exemple. Mais presque tous n'ont obtenu que des dents bombées, luisantes, et qui contrastaient toujours d'une manière désagréable avec les dents naturelles, soit par leurs formes, soit par leurs couleurs.

Tous ces essais laissaient beaucoup à désirer, et, dans l'espoir d'obtenir des résultats plus satisfaisants, je me suis livré pendant nombre d'années à des essais qui offraient peu de chances de succès, puisque beaucoup d'autres avaient échoué avant moi ; mais enfin, je suis parvenu à atteindre un degré de perfection qui m'a valu deux mentions honorables et une médaille à diverses expositions.

En 1834, le *Journal d'agriculture, sciences et arts de Valenciennes,* contient, vol. II, pag. 134, un long rapport sur les produits que j'avais exposés dans cette ville à cette époque. Il a conclu pour qu'une mention honorable me fut accordée, et je suis porté pour cette distinction au tableau général des récompenses, même volume.

En 1839, le jury central de la grande exposition nationale, appréciant l'importance de ces perfectionnements, m'a accordé une mention honorable. C'était une bien faible récompense sans doute pour des essais si longs, et surtout si coûteux ; mais le jury, toujours avare lorsqu'il doit accorder une première récompense, devait apprécier mieux une autre fois l'importance de mes perfectionnements ; et d'ailleurs, je suis le seul parmi mes confrères qui ait obtenu depuis plus de vingt ans une semblable distinction.

En juin 1842, le Comité des arts et manufactures a fait un rapport favorable sur mes produits. Je ne puis mieux faire que de le transcrire en entier et littéralement.

Rapport fait au Comité des Manufactures sur les produits de M. Hattute.

« Chargé par vous de constater les perfectionnements faits par M. Hattute, chirurgien dentiste, nous nous sommes empressés de nous procurer les renseignements propres à vous éclairer à ce sujet, et nous venons vous communiquer le résultat de nos investigations.

» L'imitation des dents humaines, par le moyen d'une composition minérale incorruptible, a été depuis plus de soixante ans l'objet des recherches de beaucoup de dentistes. M. Hattute est, entre autres, parvenu à imiter les dents naturelles dans leurs moindres détails. Leurs inégalités les plus délicates sont reproduites par lui avec une rare vérité. La pâte qu'il employe est composée de manière que le feu de la lampe, quand on soude ces dents, ne peut ni les friter, ni les faire changer de couleur ; et cette pâte, après sa cuisson, arrive à offrir une demi-tramsparence et une telle perfection, qu'elle peut imiter les diverses nuances de couleur et même les imperfections les plus ordinaires des dents naturelles.

» Les moyens employés pour monter les dents artificielles paraissant insuffisants ou vicieux à M. Hattute, il s'est proposé des améliorations.

» 1° De supprimer, dans tous les cas, les ligatures en tous genres, encore employées par plusieurs dentistes ;

» 2° De multiplier, autant que possible, les points d'appui, afin d'obtenir plus de fixité, en fatiguant moins les dents qui servent de supports ;

» 3° D'éviter, dans presque tous les cas, de monter les dents sur des plaques qui nuisent ordinairement à la prononciation, à la dégustation, et qui, pouvant donner place aux aliments, deviennent une cause de mauvaise odeur. M. Hattute a remédié à tous ces inconvénients, en construisant un mécanisme ingénieux qui, quoique plus solide que les plaques, est cependant plus léger, moins volumineux, et ne peut gêner les mouvements de la langue.

» M. Hattute, constamment occupé à perfectionner toutes les parties de sa spécialité, nous paraît aussi avoir fait une étude approfondie de l'art de redresser les dents : il nous a montré une foule de dentitions qui offraient d'abord des irrégularités effrayantes, et qu'il est parvenu à redresser d'une manière en quelque sorte miraculeuse, par des moyens extrêmement ingénieux, et qui, surtout, nous ont paru devoir être peu douloureux.

» Faute d'espace, nous ne pouvons vous faire la description des appareils que M. Hattute a inventés dans ce but; tous nous ont paru agir avec beaucoup de lenteur, afin de rendre aussi douce que possible cette opération, ordinairement si douloureuse.

» Enfin, pour ne rien omettre, nous devons ajouter que M. Hattute a inventé de nouveaux instruments propres à remplacer la lime, toutes les fois qu'il est nécessaire de séparer les incisives et canines pour arrêter leur carie. — Loin d'agir comme la lime, qui détruit avec la partie malade beaucoup de substance saine, et laisse entre les dents des intervalles quelquefois considérables qui choquent la vue, nuisent à la prononciation et donnent passage à la salive; les instruments de M. Hattute, conduits par une main habile, n'enlèvent la carie que par la partie postérieure des dents et leur conservent extérieurement leurs formes primitives.

» Nous vous proposons donc de faire connaître ce rapport à la commission des récompenses. »

La commission m'ayant accordé une médaille d'honneur, elle m'a été décernée en séance publique le 11 août 1842.

Je dois ajouter que, depuis que j'ai reçu ces encouragements, je fais les dents dites anglaises qui, par la disposition des tubes en platine qu'elles contiennent dans leur intérieur, peuvent se prêter à tous les genres de travaux; ainsi elles servent à la confection des râteliers entiers et forment un ensemble d'un aspect tout-à-fait naturel et qui peut tromper l'œil le plus exercé.

Elles offrent aussi une solidité supérieure à tout ce qui a été fait jusqu'à ce jour. Je monte aussi les dents naturelles sur or et hippopotame; je fais de même les pièces dites à succion, s'appliquant sans crochets ni ligatures; seulement, loin d'accorder à ces travaux des mérites qu'ils sont loin de posséder, je ne manque jamais de signaler à mes clients les inconvénients, et même les dangers de ces pièces, auxquelles on a cru devoir donner un nouveau nom, (*osanores*) sans doute pour faire croire à une nouvelle invention, qui n'existe pas. (Voir page 14 de cette brochure.)

PLOMBAGE DES DENTS.

Indépendamment de l'or, de l'étain et du métal fusible, qui servent depuis long-temps pour obturer les dents cariées, et qui ne doivent pas être entièrement proscrits, je me sers souvent d'un amalgame (1) qui s'applique à froid, sans causer la moindre douleur, et acquiert dans la dent cariée une dureté considérable, qui lui permet de supporter les plus grands efforts sans éprouver la moindre *altération* (2).

---

(1) Depuis 1819, époque à laquelle cette préparation fut préconisée sous le nom de *Mastic de Bell* ; un grand nombre de dentistes s'en attribuèrent la découverte ; c'est ainsi qu'elle fut annoncée sous les titres de pâte *d'argent* ; *succedaneum minéral* ; *platinacenient*.

(2) Devons nous parler sérieusement d'un procédé d'obturation qui consiste dans l'emploi du mastic en larmes dissous dans l'éther, il est de toute évidence que cette substance n'acquiert point les conditions de solidité nécessaire pour rester longtemp^s dans la cavité des dents cariées. Néanmoins, le charlatanisme a exploité le moyen d'ont il s'agit, sous la dénomination pompeuse *d'embaumement des dents*.

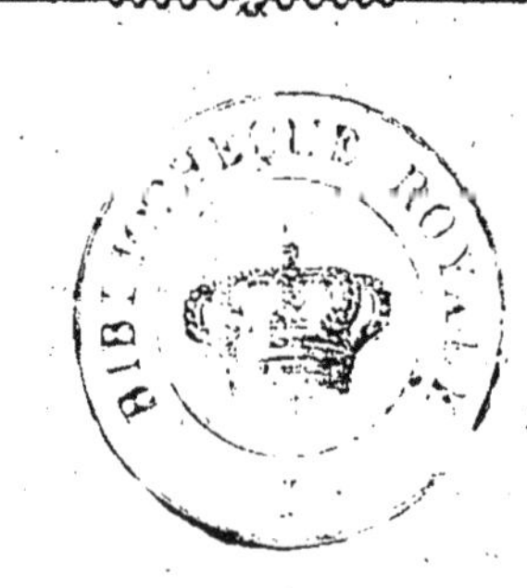

Paris. — Imprimerie de Wittersheim, 8, rue Montmorency.

www.ingramcontent.com/pod-product-compliance
Ingram Content Group UK Ltd.
Pitfield, Milton Keynes, MK11 3LW, UK
UKHW021625130726
13696UKWH00005B/2061